MELHORAR A SUA SAÚDE FÍSICA E EMOCIONAL COM AROMATERAPIA

APRENDER A FUNÇÃO DOS ÓLEOS ESSENCIAIS
PARA O LAR, DESCOBRIR OS GRANDES
BENEFÍCIOS ANTI-STRESS DA AROMATERAPIA

Jorge O. Chiesa

Primeira Edição

Tabela de Conteúdos

Introdução: Aromaterapia

Você provavelmente já ouviu o termo Aromaterapia e se perguntou o que exatamente aquela palavra engraçada "aromaterapia" significa. É a utilização de óleos vegetais na sua forma mais essencial para promover o bem-estar mental e físico. O uso da palavra aroma envolve o processo de inalação dos odores desses óleos em seus pulmões para benefício terapêutico.

Se você usou sempre um massage do vapor para coughing, a seguir você tentou aromatherapy, though não em seu formulário mais puro. De facto, provavelmente tens usado aromaterapia em ti e na tua família durante muitos anos sem te aperceberes disso através de massagens a vapor ou vaporizadores eléctricos.

Vicks ou outras marcas de fricção a vapor usam eucalipto ou mentol para limpar seios e narizes recheados. Imagine se você usasse óleo essencial de eucalipto não diluído, como seus pulmões se sentiriam limpos.

O termo aromaterapia é geralmente novo, começando a ser usado no século 20, mas a prática existe há milhares de anos. Acredita-se que os chineses foram uma das primeiras culturas a usar odores de plantas para promover a saúde através da queima de incenso. Os antigos egípcios usavam óleo de cedro destilado misturado com cravinho, canela, noz moscada e mirra para embalsamar o defunto. Os egípcios também usavam óleos para perfumar homens e mulheres.

No século XIV, quando a peste bubónica atingiu milhares de pessoas, foram utilizados aromas para proteger contra esta doença mortal. É mesmo discutido que a canção popular das crianças "Ring Around the Roses" se refere à aromaterapia. As linhas, "um bolso cheio de ramos", supostamente referem-se a manter a flor no bolso da pessoa na tentativa de manter a doença longe.

Avançando através dos séculos seguintes um crescimento nos livros sobre o uso de óleos na cura cresceu.

O alquimista grego Paracelsus usou o termo "essência" e focou seu estudo no uso de plantas para fins de cura.

Embora a utilização de óleos essenciais na perfumaria tenha continuado a aumentar ao longo dos séculos, a sua utilização para fins medicinais diminuiu ligeiramente até cerca de 1928.

Foi então que um químico francês chamado Rene-Maurice Gattefosse descobriu acidentalmente o uso de óleo essencial de lavanda para curar feridas.

Diz-se que ele queimou seu antebraço e o colocou reflexivamente no líquido mais próximo que viu, que era o óleo essencial de lavanda. Ele ficou surpreso ao descobrir que a queimadura cicatrizou rapidamente e não deixou cicatriz. Foi então que ele começou a usar o termo aromaterapia e escreveu sobre os poderes dos óleos essenciais.

Hoje, muitas pessoas estão a tentar voltar à natureza. As pessoas viram em primeira mão os efeitos perigosos das substâncias químicas sintéticas e das drogas processadas.

A utilização de todos os óleos essenciais naturais para fins medicinais, cosméticos e terapêuticos continua a aumentar. Muitos povos encontraram que os resultados de usar aromatherapy são muito mais grandes do que aqueles de drogas man-made e com distante menos efeitos laterais negativos.

A Aromaterapia pode ser usada sozinha ou em combinação com tratamentos médicos típicos. Por exemplo, você pode usar aromaterapia para aliviar a dor após um procedimento cirúrgico. Você ainda tem o benefício da cirurgia, mas não precisa tomar os poderosos e muitas vezes perigosos medicamentos para a dor que um médico prescreve.

A segurança dos óleos essenciais

Os óleos essenciais utilizados na aromaterapia nem sempre são fáceis de encontrar. A administração do alimento e da droga não regula óleos essenciais, assim que você, o consumidor, terá que ler com cuidado os ingredientes de todo o óleo que você compra para certificar-se que está em seu formulário mais puro.

Para obter o máximo benefício da aromaterapia, os óleos devem ser usados em sua forma mais pura.

> ➢ **Encontrar os melhores óleos essenciais**

Tente evitar óleos sintéticos. Os óleos essenciais são a única maneira de obter um benefício terapêutico da aromaterapia. Muitos tipos diferentes de óleo não serão baratos e não podem ser avaliados da mesma forma que o processo de destilação é variado.

A exposição à luz diminui a capacidade de um óleo essencial para funcionar, por isso só compre óleos que são vendidos em garrafas escuras.

O termo "óleo" é muitas vezes um nome errado, pois muitos deles não são oleosos. Para testar como um óleo é destilado, tente jogá-lo em um pedaço de papel para ver se ele se dissolve rapidamente e não deixa uma mancha de óleo.

Se você tem uma loja de saúde em sua área, compre lá em vez de uma perfumaria. É mais provável que tenham óleos essenciais verdadeiros à venda.

➢ *Utilização de óleos essenciais*

Os óleos essenciais são muito potentes quando não diluídos. Para os tornar seguros, deve diluí-los com um óleo base. Pergunte a sua loja de saúde local que os óleos de transportadora estão disponíveis, como há muitos para escolher.

Siga as instruções cuidadosamente ao fazer qualquer composto de óleo essencial. Se uma receita diz uma gota, use apenas uma gota. Qualquer pessoa com alergia a nozes deve também evitar óleos derivados de nozes.

Os óleos devem ser armazenados fora do alcance das crianças. Se ocorrer ingestão acidental, entre em contato com o Controle de Veneno imediatamente. As mulheres grávidas devem consultar o seu médico antes de participar em qualquer tipo de aromaterapia.

Se você pretende usar aromaterapia em bebês ou idosos, é recomendado que você use quantidades menores de óleo em sua prescrição. Consulte o seu médico para se certificar de que é seguro para um determinado grupo etário.

Alguns óleos podem ser tóxicos se ingeridos mesmo em pequenas quantidades. Em geral, salvo especificação em contrário para uso oral, os óleos essenciais não devem ser ingeridos.

Óleos essenciais armazenados num local fresco, seco e bem coberto durante seis a doze meses. É importante manter o mínimo de oxigênio possível em contato com os óleos, por isso é importante armazená-los em garrafas cheias, reduzindo o tamanho da garrafa conforme necessário.

Os óleos essenciais nunca devem ser colocados na pele na sua forma pura. Eles podem irritar sua pele rapidamente e causar uma reação em cadeia que irá torná-lo sensível a esse óleo para a vida.

Pessoas com asma, epilepsia ou outras doenças graves devem consultar o seu médico antes de usar aromaterapia.

Para evitar uma reacção alérgica, coloque uma pequena quantidade de óleo diluído sobre um pedaço da sua pele. Cubra a mancha com uma ligadura e espere um dia inteiro para ver se a irritação ocorre. Isto pode prevenir uma reacção alérgica potencialmente grande a óleos essenciais. Os óleos essenciais devem ser mantidos longe de chamas abertas ou riscos de incêndio, pois são todos inflamáveis. Nunca utilize qualquer tipo de óleo perto dos olhos. Lave bem as mãos após manusear os óleos essenciais para evitar o contacto com os olhos ou a boca.

Óleos essenciais perigosos

Alguns óleos essenciais são muito perigosos. Estes óleos não devem ser vendidos de todo, mas podem ser comprados através da Internet ou em lojas com uma reputação inferior.

Outros podem ser seguros em alguns casos, mas podem ser bastante perigosos se usados em certas circunstâncias. Antes de tomar um plano de aromaterapia, tome seu tempo para entender quais óleos são seguros. Tenha em mente que o fato de que algo é totalmente natural não significa necessariamente que não é perigoso para a sua saúde.

❖ Alecrim, salva comum, hissopo, e tomilho nunca deve ser usado se você tem pressão arterial elevada.

❖ O funcho doce, o hissopo, a salva e o alecrim devem ser evitados se tiver epilepsia.

❖ Os diabéticos não devem usar angélica.

❖ Aqueles que sofrem de hipoglicemia devem manter-se afastados do gerânio.

❖ Pessoas com problemas renais devem ter cuidado se usarem zimbro, sândalo ou coentro.

❖ As futuras mães devem evitar especialmente o zimbro, hissopo, salva, hortelã, limão, funcho, verbena, alecrim e gaultéria.

❖ A sálvia clorada não deve ser usada enquanto se bebe, pois irá intensificar os efeitos do álcool e fazê-lo agir como um narcótico.

❖ A camomila e a manjerona não devem ser usadas durante a condução porque causam sonolência.

❖ Alguns óleos podem causar alergias, tais como citronela, sálvia, ylang ylang, e óleos de verbana.

❖ Óleos que se acredita serem cancerígenos são lulas e sassafrás, devem ser evitados por todos.

❖ O salicilato de metilo é o ingrediente activo da aspirina e do óleo essencial de bétula doce. Se utilizar aspirina para fins medicinais, deve evitá-la devido ao risco de overdose. Também deve ser mantido longe das crianças, pois tem um cheiro doce e é igualmente perigoso para elas.

Enquanto a lista acima são óleos que podem ser perigosos em certas situações, existem outros óleos que não devem ser usados em aromaterapia em tudo. Estes óleos podem ser cáusticos se inalados e devem ser evitados a todo o custo. Esta não é uma lista completa, você deve investigar qualquer óleo que você planeja usar antes de comprá-lo.

Óleos não utilizados em aromaterapia

- **Amêndoa -** Contém cianeto que mesmo em pequenas quantidades pode ser letal.
- **Anis -** Irritante para a pele.
- **Arnica -** Pode causar tonturas e irregularidades cardíacas
- **Bergamota -** Queimaduras solares fototóxicas graves podem ocorrer se expostas à luz solar.
- **Folha de Boldo -** Produz convulsões mesmo em pequenas quantidades.
- **Calamus -** Tem propriedades cancerígenas (causadoras de câncer) e pode causar danos nos rins e fígado.
- **Cânfora - A** ingestão oral pode ser tóxica.
- **Cassia -** Irritante para a pele e mucosas.
- **Casca de canela -** Irritante para a pele.

- **Costus** - Irritante para a pele.
- **Elecampane** - Classificado como um irritante grave da pele.
- **Funcho** - Pode causar episódios epilépticos.
- **Rábano** - Irritante para os olhos, pele, nariz e mucosas.
- **Jaborandi Leaf** - Toxina oral, irritante da pele.
- **Mostarda** - Irritante para a pele e mucosas.
- **Origanum** - Irritante para a pele e mucosas
- **Pinho Anão** - Irritante para a pele.
- **Sassafrás Brasileiro** - Proibido pela FDA como cancerígeno e pode ser tóxico mesmo em pequenas quantidades.
- **Savin** - Irritante para a pele.
- **Southernwood** - Tóxico para a pele e se tomado por via oral.
- **Tansy** - Pode causar convulsões, vómitos, hemorragia

uterina e morte como resultado de falência de órgãos ou respiratória.

- **Cedarea de Cedro Thuja**
- **Thuja Plicata -** Pode ser uma neurotoxina.
- **Wintergreen -** Pode ser um irritante da pele, especialmente para aqueles com sensibilidade à aspirina. O próprio óleo é venenoso.
- **Semente de verme -** Tóxico para o fígado e rins, suprime a função cardíaca.
- **Absinto -** O consumo pode causar alucinações visuais e auditivas e dependência. Também pode causar convulsões e ser uma neurotoxina.

Existem alguns óleos essenciais que são altamente tóxicos e nunca devem ser utilizados em circunstância alguma.

Óleos essenciais para evitar completamente

- Mugwart
- Poejo
- Rua
- Salva

Como começar com aromaterapia?

Se você está começando sua viagem com óleos essenciais e aromaterapia existem alguns óleos que irão ajudá-lo a começar. Estes são alguns dos óleos essenciais mais fáceis de encontrar e versáteis. Eles não são usados apenas para fins terapêuticos, mas também podem ser usados em muitas outras aplicações.

Algumas delas incluem o fabrico de produtos de limpeza naturais e a jardinagem. Além dos óleos, você vai precisar de alguma maneira de obtê-los em seus pulmões. Um difusor de aroma é uma boa maneira de o fazer.

Um difusor de perfume rapidamente coloca óleos essenciais no ar e espalha-os por todo o quarto, permitindo-lhe obter a sua terapia simplesmente relaxando e respirando profundamente. Vêm em todas as formas e estilos diferentes assim que você pode comprar um que combine a decoração de cada quarto em seu repouso.

Alguns funcionam com a utilização de uma chama aberta, enquanto outros funcionam com electricidade. Você pode até mesmo obter os difusores de aromaterapia que funcionam em seu carro.

> ## *Alfazema*

A alfazema é um óleo essencial não tóxico e não irritante. É extraído por destilação a vapor das pontas de floração da planta de lavanda. Lavanda tem sido um remédio popular usado para acalmar os estômagos perturbados. A Lavanda tem propriedades calmantes e revitalizantes.

O óleo de lavanda deve ser amarelo claro a pálido em odor doce com matizes florais e lenhosas. Mistura-se bem com outros óleos essenciais florais e cítricos.

Como uma aromaterapia tem uma variedade de benefícios de saúde. O seu aroma agradável e calmante torna-o útil no tratamento de nervos e dores de cabeça, ansiedade, depressão e stress emocional. Também aumenta a resistência mental e acalma a exaustão.

Lavanda óleo essencial é muitas vezes recomendado para tratar a insônia, como o seu cheiro pode induzir o sono. Massagem com óleo de lavanda pode remediar todos os tipos de dor e desconforto, mesmo quando é profundo nas articulações.

A forma de vapor de óleo de lavanda é usada para tratar todos os tipos de problemas respiratórios, incluindo resfriados, gripe, congestão torácica, tosse convulsa, congestão sinusal e asma. A Lavanda tem sido usada para promover uma boa circulação sanguínea e estimular a produção de fluidos gástricos para o tratamento de doenças do estômago.

> ### *Árvore do Chá*

Tea Tree Óleo Essencial também é um produto não-tóxico e não irritante, mas pode causar sensibilização em algumas pessoas. Este óleo é extraído por destilação a vapor das folhas e ramos da árvore do chá.

A árvore do chá tem sido usada há muito tempo pelo povo aborígene na Austrália e é nomeada pelo seu uso como um chá de ervas. O óleo deve ser verde-amarelo pálido ou branco-água. Tea Tree mistura bem com lavanda, salva, alecrim e muitos óleos de especiarias.

O óleo de árvore de chá é conhecido por ser antibacteriano, antimicrobiano, anti-séptico e anti-viral. Em suma, ele pode quase ser chamado de cura para tudo porque tem muitas propriedades para proteger contra doenças e germes. Na Austrália é encontrado em quase todas as casas por causa dessas propriedades.

O óleo de árvore de chá pode ser usado como um antibacteriano para curar todos os tipos de infecções bacterianas, incluindo o tratamento de feridas. Como uma aromaterapia pode ser usada para tratar tosses, resfriados, congestão e bronquite. Ele também pode manter as infecções fúngicas na baía e até mesmo curar a dermatite e pé de atleta. A árvore do chá pode ser usada como estimulante das hormonas e da circulação e para estimular o sistema imunitário. O óleo da árvore do chá pode ajudar a eliminar toxinas abrindo poros e promovendo o suor que remove o ácido úrico e o excesso de sal e água do seu corpo.

Mais óleos essenciais...

➢ Hortelã

O óleo essencial de hortelã-pimenta não é tóxico e, quando diluído, não irrita. Pode causar irritação da pele devido às propriedades do mentol que contém e deve ser usado com moderação.

O uso de hortelã-pimenta tem sido visto em túmulos egípcios desde 1000 a.C. Ele também tem uma história de uso na China e no Japão desde tempos remotos para tratar todos os tipos de anomalias de saúde.

O óleo essencial de hortelã-pimenta deve ter uma cor amarela pálida ou esverdeada. Tem um forte aroma a menta. A hortelã-pimenta funciona bem com outros aromas de hortelã-pimenta, como eucalipto, alecrim e lavanda.

A hortelã-pimenta tem sido estudada na comunidade científica e seus benefícios para a saúde têm sido comprovados. Devido a isso, óleo de hortelã-pimenta está disponível em forma de comprimido. Contém muitos minerais e nutrientes como ferro, magnésio, cálcio, ácidos gordos ómega 3 e vitaminas A e C.

A hortelã-pimenta é um excelente remédio para problemas respiratórios e é amplamente utilizada como expectorante para eliminar a congestão nasal e respiratória. Como uma aromaterapia pode ser usada para tratar náuseas, dores de cabeça, depressão e stress. Também é conhecido por tratar a síndrome do intestino irritável. Como um produto de cuidados da pele, óleo de hortelã-pimenta pode melhorar a pele oleosa e reabastecer a pele opaca.

> ## *Camomila*

A camomila é um produto não tóxico e não irritante. É extraído por destilação a vapor da planta de camomila em flor. A camomila é utilizada há mais de 2000 anos na Europa para fins medicinais. O óleo deve ser um azul pálido que fica amarelo à medida que envelhece. Terá um cheiro quente, frutado e doce. A camomila mistura bem com lavanda e gerânio, bem como sálvia e jasmim.

A camomila é bem conhecida pelas suas propriedades calmantes. Tanto que ele pode ser usado em aromaterapia para tratar distúrbios nervosos, dores de cabeça e enxaquecas. Também é usado para aliviar alergias e asma. Muitas mulheres usam-no para tratar a síndrome pré-menstrual ou para aliviar a dentição ou cólicas do bebé.

> ### *Eucalipto*

O eucalipto é relativamente novo na família da aromaterapia, pois só tem sido utilizado há séculos. Não é irritante, mas pode ser extremamente tóxico se ingerido.

É incolor como um óleo essencial, mas tem um perfume distinto de pinheiro. O óleo essencial provém das folhas do eucalipto perene que é nativo da Austrália.

Como a aromaterapia é usada para tratar problemas respiratórios como sinusite, congestão nasal, dor de garganta, corrimento nasal, tosse, resfriados e bronquite. É capaz de tratar todas estas doenças porque é antibacteriana, antifúngica e descongestionante natural.

O eucalipto também tem um aroma fresco e refrescante que o torna ideal para o tratamento de exaustão e distúrbios mentais.

O eucalipto também pode ser utilizado em casa como ambientador, na fabricação de sabonetes naturais, em saunas por suas propriedades anti-sépticas e até mesmo em enxaguatórios bucais ou cremes dentais.

➤ *Gerânio*

Gerânio tem muitas propriedades curativas, mas pode causar alguma sensibilização e influenciar as secreções hormonais, por isso não deve ser usado por mulheres grávidas. O óleo de gerânio mistura bem com citronela, lavanda, laranja, limão e jasmim.

Se usado em aromaterapia, o óleo de gerânio é um grande adstringente. Promove o alongamento muscular para evitar que a pele fique solta.

Tem propriedades antibacterianas e antimicrobianas para ajudar a prevenir infecções de muitos tipos.

O óleo essencial é também conhecido por ser um citofiláctico, o que significa que estimula o crescimento celular. Ele também pode ser usado para tratar muitos distúrbios mentais, como depressão, ansiedade, raiva e síndrome pré-menstrual.

➢ **Alecrim**

Embora o alecrim seja considerado não tóxico e não irritante quando diluído, ele deve ser evitado por epilépticos, gestantes e pessoas com pressão alta.

As pontas florais da planta do alecrim passam por um processo de destilação a vapor para formar o óleo essencial. Deve ser um líquido claro ou amarelo pálido com um odor forte de hortelã de ervas. O alecrim é uma das primeiras plantas a ser usada para alimentação e medicina. Na Idade Média era usado para proteger contra a praga e para expulsar espíritos malignos.

Quando usado em aromaterapia, o óleo de alecrim pode ajudar a aumentar a resistência mental e aumentar a atividade cerebral. Ele também pode tratar a depressão, estresse mental e esquecimento. Quando inalar o alecrim, sentir-se-á imediatamente elevado, o que o torna excelente para aliviar a fadiga. Ele também pode limpar as vias respiratórias e aliviar dores de garganta, resfriados e tosse.

Em torno de sua casa, o alecrim pode ser usado como ambientador e óleo de banho.

➢ *Tomilho*

O óleo essencial de tomilho é extraído por destilação a vapor de folhas e flores frescas ou parcialmente secas da planta de tomilho. O óleo deve ser vermelho, castanho ou laranja. Tem um cheiro picante e picante. O tomilho foi uma das primeiras plantas utilizadas em tratamentos com ervas ocidentais, principalmente para problemas respiratórios e digestivos.

O tomilho é antibacteriano, quando usado na sua forma aromática pode prevenir o crescimento de bactérias dentro e fora do seu corpo. É capaz de curar infecções pulmonares, laríngeas e faríngeas sem afetar o resto dos seus órgãos, tais como medicamentos para a tosse com receita médica. O tomilho também é conhecido por estimular a memória e tratar a depressão.

O óleo essencial de tomilho é utilizado como inseticida tanto em casa como no corpo. Também pode ajudar a tratar o mau hálito e o odor corporal.

> ### *Limão*

O óleo essencial de limão não é tóxico, mas pode causar irritação na pele, por isso deve ser usado com moderação. O óleo de limão é fototóxico, por isso a exposição à luz solar é desencorajada. Em Espanha, o limão é conhecido como uma cura que é usada para tudo, desde febre a artrite.

O óleo terá uma cor amarelo-esverdeada pálida que se torna castanha à medida que envelhece. Tem um ligeiro aroma cítrico e combina bem com funcho, alfazema, sândalo e camomila.

O limão é muito popular para cozinhar e pelo seu aroma fresco. Como uma aromaterapia pode ajudar a aliviar o stress, ansiedade e fadiga.

O aroma do limão ajuda a aumentar a concentração e a vigilância e proporciona uma sensação geral positiva àqueles que o inalam. O limão também tem sido usado no tratamento de tosses e resfriados e no tratamento da asma.

A elevada quantidade de vitaminas no óleo de limão fazem dele um impulso para o sistema imunitário. Ele também pode melhorar a circulação e estimular os glóbulos brancos, ajudando ainda mais a capacidade de combater doenças. O limão também tem sido usado como uma ajuda na perda de peso.

Como um limpador doméstico, o limão pode ser usado em superfícies metálicas, como facas, para desinfectá-las. Também pode ser usado em sabonetes e produtos de limpeza facial, pois tem propriedades anti-sépticas.

> ### *Cravinho*

O óleo de cravo deve ser utilizado com extremo cuidado. Pode causar irritação da mucosa e irritação grave da pele. Como tal, só deve ser utilizado com moderação e bem diluído.

Os rebentos, folhas, caules e caules da planta do cravo são destilados com água para extrair o óleo essencial. Deve ter uma cor amarela pálida com um aroma picante.

O cravo mistura bem com salva, pimenta jamaicana, lavanda e rosa. Os cravo-da-índia têm sido usados em todo o mundo durante séculos. Pode ser usado para temperar alimentos, bem como para benefícios medicinais. Os cravo-da-índia contêm muitos minerais, incluindo cálcio, ferro, potássio e vitaminas A e C.

A Clove tem muitos benefícios para a saúde, particularmente sob a forma de cuidados dentários. Tem propriedades germicidas que ajudam a aliviar dores de dentes, gengivas e úlceras na boca. Pode também ajudar a aliviar uma dor de garganta.

O Nail é um afrodisíaco que o torna um grande alívio do stress quando usado como aromaterapia. Também pode ter um efeito estimulante e ajudar a aliviar a fadiga. Os cravo-da-índia também podem ser usados para tratar dores de cabeça, bronquite, asma, tosse e constipações. As futuras mães podem usar cravos para aliviar as náuseas e vómitos que ocorrem frequentemente durante a gravidez.

Cravinho cigarros têm sido uma alternativa popular para o tabaco tradicional. A certa altura, pensou-se que a adição de cravo-da-índia poderia neutralizar os efeitos negativos do tabagismo, que entretanto se revelou falso. A sociedade americana do Cancer aponta que não há nenhuma evidência científica que os pregos curam o cancer em nenhuma maneira.

As propriedades dos óleos essenciais

As propriedades dos óleos essenciais são o que os torna tão benéficos. Embora a maioria cheire bem, isso é apenas um subproduto do seu verdadeiro benefício. O termo óleo essencial pode parecer simples, mas na realidade são compostos químicos complicados.

Os ingredientes dos óleos essenciais são orgânicos porque consistem numa estrutura de moléculas. Esta estrutura é feita de átomos de carbono e ligada por átomos de hidrogénio.

Alguns óleos essenciais podem igualmente conter átomos de oxigénio, de azoto e de enxofre. Ao familiarizar-se com a composição química dos óleos essenciais, você pode entender como eles podem beneficiar a sua saúde. Por sua vez, você também será capaz de entender por que alguns óleos são perigosos.

Principais produtos químicos em óleos essenciais

✓ Monoterpenos com propriedades anti-sépticas e cicatrizantes.

✓ Os sesquiterpenos são anti-inflamatórios e anti-infecciosos, possuem também qualidades calmantes.

✓ Os fenóis são um estimulante e são melhor usados em pequenas quantidades.

✓ Os álcoois são anti-sépticos, antibacterianos, antibióticos e antifúngicos. Também estimulam o sistema imunitário.

✓ Os éteres são antibacterianos, antiespasmódicos e anti-inflamatórios.

✓ As cetonas têm propriedades relaxantes e sedativas. Eles também são anticoagulantes e podem estimular o sistema imunológico.

✓ Aldeídos também podem ser usados como anti-inflamatórios e para acalmar os nervos.

✓ As cumarinas são anticoagulantes e anticoagulantes. Também podem ser usados como sedativos.

Home Combinações

Lembre-se que os óleos essenciais são muito fortes, por isso siga cada receita com muito cuidado. Menos é mais quando se trata com óleos essenciais.

> ### *Mistura de difusores*

Para atenção - 1 gota de cipreste, 2 gotas de cedro, 2 gotas de limão, 1 gota de pinheiro.

Para recarregar - 2 gotas de funcho, 3 gotas de zimbro, 3 gotas de erva-limão.

Para estado de alerta - 2 gotas de eucalipto, 3 gotas de alecrim, 3 gotas de mandarim.

Para Motivação - 2 gotas de Manjericão, 4 gotas de Bergamota, 1 gota de Cravo, 2 gotas de Gengibre.

Para a lucidez - 2 gotas de Bay, 3

gotas de Gengibre, 2 gotas de Alecrim.

Para Calma - 2 gotas de Camomila, 3 gotas de Alfazema, 2 gotas de Manjerona.

Para harmonia - 2 gotas de Benjuí, 2 gotas de Rosa, 3 gotas de Verbena.

Para paz de espírito - 4 gotas de Bergamota, 2 gotas de Salvia Claria, 3 gotas de Cipreste.

Para Acalmar - 2 gotas de incenso, 3 gotas de Melissa, 2 gotas de Patchouli.

Para aumentar a socialização - 3 gotas de Litsea Cubeba, 3 gotas de Alecrim.

Para relaxar - 3 gotas de Alfazema, 1 gota de Sândalo.

Para a cozinha - 1 gota de manjericão, 3 gotas de limão, 2 gotas de alecrim.

Para o banho - 1 gota de manjericão, 3 gotas de limão, 2 gotas de alecrim.

Para o quarto - 2 gotas de bergamota, 3 gotas de jasmim, 2 gotas de Ylang Ylang.

Para o Escritório - 2 gotas de cominho, 3 gotas de incenso, 2 gotas de gengibre.

> ➤ **Receitas do limpador do agregado familiar**

Aerosol Refrescante de Ar de Banheiro

Encha uma garrafa com 500 ml de água destilada e adicione os seguintes óleos essenciais:

✓ 5 gotas de óleo essencial de canela

✓ 5 gotas de óleo essencial de eucalipto

✓ 5 gotas de óleo essencial de limão

✓ 5 gotas de óleo essencial de salva

✓ 5 gotas de óleo essencial de tomilho

- ✓ 10 gotas de óleo essencial de bergamota
- ✓ 10 gotas de óleo essencial de Citronela
- ✓ 10 gotas de Óleo Essencial de Alfazema
- ✓ 10 gotas de óleo essencial de árvore de chá

Agitar bem esta mistura antes de cada utilização. Pulverize todos os dias para manter o cheiro da sua casa de banho fresco e limpo.

Limpador de Lavanda e Árvores de Chá

- ✓ 1 colher de sopa de bórax
- ✓ 2 colheres de sopa de vinagre branco
- ✓ 2 c. Água quente
- ✓ 1/4 t. de óleo essencial de lavanda
- ✓ 3 gotas de óleo essencial de árvore de chá

Misture todos os ingredientes e mexa até que os ingredientes secos se dissolvam. Despeje em um frasco de spray para armazenamento a longo prazo e uso. Pulverize conforme necessário sobre qualquer superfície, exceto vidro. Esfregue e enxágue com um pano limpo e úmido.

Desinfetante Spray Desinfetante

- ✓ 3 gotas de Folha de Canela
- ✓ 5 gotas de Agulha de Pinheiro
- ✓ 2 gotas de incenso
- ✓ 10 gotas de bergamota
- ✓ 1/8 t. Concentrado solar
- ✓ 30 onças de água

Combine óleos essenciais com Sunshine Concentrate e água em um frasco spray de 32 onças. Pulverizar e secar a superfície. Desinfecta bancadas, fogões e azulejos.

Limpador de Microondas

- ✓ 1/4 xícara (chá) de bicarbonato de sódio
- ✓ 1 colher de chá de vinagre
- ✓ 6 gotas de óleo essencial de limão

Modo de fazer: Misture os ingredientes para fazer uma pasta. Aplique no interior do microondas com uma esponja. Enxaguar e deixar a porta aberta para secar durante 15 minutos.

Lave o vidro giratório à mão. Esta receita eliminará os odores dos alimentos.

Limpador de pavimentos

- ✓ 1/4 xícara (chá) de vinagre branco por balde de água
- ✓ 10 gotas de óleo de limão
- ✓ 4 gotas de óleo de orégano

Fórmula Básica para Limpeza de Madeira

✓ 1/4 xícara (chá) de vinagre branco destilado

✓ 1/4 xícara (chá) de água

✓ 1/2 colher de chá de sabão líquido castilla

✓ 5 gotas de jojoba ou azeite de oliva

Misture os ingredientes em uma tigela. Saturar uma esponja e espremer o excesso. Lave as superfícies de madeira cansadas e sujas. O cheiro a vinagre vai dissipar-se em breve. Seque com um pano macio.

Esfoliante cremoso e suave

✓ 2 xícaras de bicarbonato de sódio

✓ ½ xícara de sabão líquido castilla

✓   4 colheres de chá de glicerina vegetal (actua como conservante)

✓   5 gotas de óleo essencial antibacteriano, como lavanda, árvore do chá ou alecrim.

Para trabalhos excepcionalmente difíceis, polvilhe primeiro com vinagre, depois sente-se e continue a esfregar.

Conclusão

O uso de óleos essenciais pode ser benéfico para a sua saúde. Estes produtos, na sua forma natural, promovem o bem-estar geral de quem os utiliza. Em vez de usar produtos químicos complicados feitos pelo homem, você usa produtos que a natureza pretendia.

Não só pode manter a sua saúde, como também pode proteger-se de doenças como constipações e gripe, simplesmente inalando belas fragrâncias na sua casa, carro ou escritório. A utilização de óleos essenciais irá melhorar a sua saúde e aumentar o seu nível de energia.

Aromaterapia pode até mesmo aliviar a tensão e acalmar os nervos. Ao usar estes compostos orgânicos complexos você pode se sentir melhor e parecer melhor.

Além de melhorar a saúde da cabeça e

dos pés, o uso da aromaterapia permite evitar o uso de outros produtos perigosos. Quando você usa as receitas da natureza para combater tudo, desde diabetes a doenças cardíacas, você está livre dos efeitos colaterais das drogas sintéticas.

Se você ainda precisa de tratamento de prescrição, você pode usar aromaterapia em conjunto com eles. Certifique-se de consultar seu médico antes de misturar quaisquer produtos químicos ou se você estiver grávida ou tiver uma condição de saúde contínua.

Se você está começando sua viagem no mundo da aromaterapia o jogo alistado aqui é uma maneira grande começar começado. Fornece-lhe óleos comumente usados que podem ser usados em muitas receitas.

Você deve tomar o tempo para se familiarizar com os óleos que podem ser perigosos, especialmente quando se trata de seus problemas de saúde ou preocupações. Lembre-se que não há duas pessoas iguais, então o que não é irritante para outra pessoa não pode ser irritante para você. Testes simples podem ajudá-lo a determinar se você será alérgico a um óleo.

Como um novato no campo da aromaterapia, você também deve considerar as precauções de segurança e óleos perigosos. Alguns vendedores menos escrupulosos, especialmente online, continuarão a vender coisas que você não deve usar em aromaterapia. Se vir algo que pareça suspeito, confie na sua investigação e evite-a.

Uma vez que você experimentar os benefícios dos óleos essenciais, você vai se perguntar como você viveu sem eles. Em breve a sua casa estará livre de produtos químicos artificiais para limpar e tratar doenças.

Não subestime o poder de livrar a sua casa do cheiro de lixívia e de produtos de limpeza domésticos fortes. Imagine o que faz ao seu sistema respiratório transportar esses odores para os seus pulmões. Agora pense como é respirar ar fresco e saudável. Isto é o que acontece quando os óleos essenciais são usados para manter a casa limpa. Tu e toda a tua família podem respirar mais facilmente e sentir-se melhor. Tudo isso através do uso de óleos essenciais da natureza através da aromaterapia.

A aromaterapia é para ti. O seu objectivo é beneficiar a sua saúde e bem-estar. Todas as ferramentas que você precisa são algumas de alta qualidade, óleos naturais e algumas receitas. A coisa mais importante é saber que você não precisa se machucar para manter seu corpo e sua casa livres de germes, bactérias e energia negativa.

Construa um kit para iniciantes e comece a curar com óleos essenciais. Assim que o fizeres, o teu único trabalho é respirar.

Agora sim, desejo-lhe o melhor em seus resultados, e lembre-se, tudo é prático; teoria sem ação não tem utilidade para você.

Um grande abraço, o teu amigo Jorge!

A propósito, quando você alcançar seus resultados pouco a pouco, recomendo-lhe vivamente, se você quiser aprender a melhorar sua espiritualidade pessoal e emocional, meu livro sobre "COMO AUMENTAR SUA ESPIRITUALIDADE EMOCIONAL E PESSOAL", é um livro que certamente lhe ajudará muito no seu caminho de "crescimento pessoal, emocional e espiritual".

Sem mais delongas, você pode encontrá-lo no motor de busca da Amazônia, como: "Como aumentar sua espiritualidade emocional e pessoal" ou procurar meu nome, como: "Jorge O. Chiesa"... Mais uma vez, desejo-lhe sucesso nos seus resultados!